SIMPLE LEÇON

SUR LE

CHOLÉRA,

OU

Exposé des Moyens propres à combattre les différents dérangemens de la santé qui se montrent avant le développement de cette maladie, avec une Méthode d'une exécution facile pour traiter cette affection lorsqu'elle est déjà déclarée,

PAR L.-F. BOURGOGNE,

Docteur en Médecine de la Faculté de Paris, Vice-Président du Comité de salubrité du canton de Condé, Membre de plusieurs Sociétés savantes.

Un poison subtil circule dans l'air.

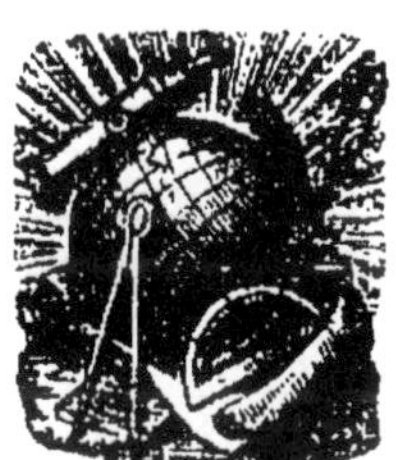

ANZIN,

IMPRIMERIE DE BOUCHER-MOREAU.

1849.

PRÉFACE.

L'apparition nouvelle du choléra dans nos contrées n'est maintenant que trop démontrée; les signes qui se montrent chez les personnes atteintes de la maladie, dont les ravages s'exercent depuis bientôt deux mois, sont bien les mêmes que ceux qui ont existé en 1832. Seulement, d'après l'étude attentive que, depuis quelque temps, nous avons été à même de faire du choléra qui règne actuellement, nous avons acquis la consolante conviction que les cas qui éclatent brusquement, et qui alors offrent un très grand danger, sont rares aujourd'hui.

Presque toujours, des indices, qui peuvent être facilement appréciés, annoncent que la maladie agit déjà sur nous; mais, prévenu par ces signes, on peut très souvent l'arrêter dans sa marche.

Cependant, nous n'aurions atteint qu'une partie du but que nous nous proposons, si les moyens, que nous indiquons dans ce petit livre, devaient se borner à empêcher le développement des premiers accidens. Nous pensons qu'il n'est pas impossible, alors que le médecin est absent, de mettre à la portée de ceux qui nous liront, un traitement à la fois méthodique et facile à exécuter, lorsque le mal est déjà déclaré.

Dans une notice que nous avons publiée, sur l'invitation du comité de salubrié du canton de Condé, nous avons donné des conseils qui n'ont pas été sans utilité ; mais, pressé par le temps et par des raisons d'économie (les frais d'impression étant à la charge des communes), nous n'avons pu être aussi complet que nous l'aurions désiré.

Aujourd'hui, entièrement libre sous ce dernier rapport, fort d'une étude faite jour et nuit auprès des cholériques, nous croyons bien faire en traitant ce sujet si important, d'une manière aussi complète que possible.

On trouvera, à la fin de ce petit traité, une liste des objets dont on doit se munir en temps de choléra, et la manière de préparer et de faire usage de quelques médicamens dont nous nous servons dans notre pratique.

La manière bizarre, saccadée, si nous pouvons nous exprimer ainsi, dont sévit le choléra aujourd'hui, alors qu'il se montre dans un endroit, sa marche inusitée et en opposition avec celle des maladies épidémiques en général, nous font regarder comme d'une extrême urgence la publication d'un petit traité renfermant des préceptes à la portée de toutes les intelligences.

SIMPLE LEÇON

SUR LE

CHOLÉRA,

OU

EXPOSÉ DES MOYENS PROPRES A COMBATTRE LES DIFFÉRENTS DÉRANGEMENS DE LA SANTÉ QUI SE MONTRENT AVANT LE DÉVELOPPEMENT DE CETTE MALADIE, AVEC UNE MÉTHODE D'UNE EXÉCUTION FACILE POUR TRAITER CETTE AFFECTION LORSQU'ELLE EST DÉJA DÉCLARÉE.

Un poison subtil circule dans l'air.

CHAPITRE PREMIER.

Des Moyens dits Spécifiques.

Avant d'entrer en matière, deux mots touchant certains remèdes qu'on dit propres à préserver de cette maladie.

Il n'existe aucun moyen soit externe, soit interne, qui puisse mettre à l'abri de cette affection. En 1832, et aujourd'hui encore, on a vanté beaucoup certaines substances comme ayant une propriété préservatrice ; ainsi, le camphre, le punch, certains élixirs, quelques sels ont eu cette réputation; mais rien de tout cela n'est vrai. Ceux qui ont fait usage de ces remèdes ont été bien heureux s'ils en ont été quittes pour des maux de tête ou des douleurs d'estomac et d'intestins. Faut-il alors ne rien faire quand cette maladie existe et s'abandonner au hasard? Ce serait encore une nouvelle erreur que de se conduire ainsi. Sans doute, quelles que soient les précautions que l'on prenne, le choléra peut vous attaquer ; mais l'expérience a appris que très souvent on pouvait éviter le mal, en suivant une ligne de conduite que nous allons décrire ici.

1° En ce qui concerne les personnes : Toujours se vêtir aussi proprement que possible, chaudement l'hiver ; ne pas laisser sur soi de linge humide ; se nourrir comme on avait l'habitude de le faire en temps ordinaire ; seulement, soigner d'avantage son souper ; les personnes d'une santé délicate devront se surveiller d'un peu plus près.

Les excès de table et autres seront soigneusement évités. A Paris, lors du choléra de 1832, les jours de la semaine où les ouvriers se rendaient aux barrières, on remarquait une augmentation très notable de cas de choléra.

2° Les maisons doivent être tenues dans un bon état de propreté, les murailles sales seront grattées et blanchies. Si vous habitez un endroit bas et humide, ayez toujours un peu de feu dans les chambres où vous vous tenez et où vous couchez ; passez un fer chaud sur les draps avant de vous mettre au lit : cette mesure est surtout indispensable pour les enfans qui doivent être l'objet de soins particuliers, la maladie s'attaquant cette année à eux d'une manière spéciale.

3° Ne laisser séjourner autour de vos maisons aucune eau sale et puante ; éloigner les immondices qui sont dans votre voisinage.

Lorsque le choléra existe dans la commune que nous habitons, on ne doit pas se laisser assiéger à chaque instant par de lâches terreurs ; le sang-froid est ici d'une grande importance et un puissant préservatif. D'un autre côté, ne craignez pas d'être accusé de peur, parce que vous soignerez d'avantage certaines incommodités ; en cette dernière circonstance, vous ferez acte de prudence, et vous aurez raison. Ce qui doit attirer votre attention, ce sont surtout les dérangemens qui se montreraient du côté de l'estomac et des intestins.

CHAPITRE II.

Ces dérangemens sont de plusieurs sortes; ils ont une importance qui doit nous faire insister sur les signes qui les annoncent, et sur le traitement propre à les combattre.

Première variété. — Langue large et couverte d'une matière blanchâtre, bouche pâteuse, pesanteur d'estomac, renvois fréquens, bruits occasionnés par les vents dans les intestins, appétit très diminué et souvent perdu; peu ou pas de soif, tête lourde, affaiblissement des forces; le malade est quelquefois constipé, mais le plus souvent le dévoiement existe.

Traitement. — Tenir le lit quelques jours. Dans notre première notice, nous permettions l'usage de quelques légers alimens : mais nous avons trouvé par la suite qu'une diète absolue, pendant la durée des signes que nous venons d'énumérer, aidait à les faire disparaître plus promptement. Seulement, nous permettons à ceux dont l'estomac éprouverait quelques tiraillemens l'usage du bouillon suivant :

Prenez : Veau......... un demi-kilogramme
— Eau........... deux litres.

Ajoutez une carotte et un petit bouquet composé de céleri, de persil et poireau; faites bouillir jusqu'à réduction d'un litre; et, un quart-d'heure avant de retirer votre bouillon du feu, mettez-y une cuillère à bouche de bon riz, tirez au clair, et donnez toutes les deux heures un petit gobelet de tasse de ce bouillon pur.

Tisane. — Prenez : Feuilles d'oranger.. n° 10.
—— Fleurs de camomille. n° 10.

Faites infuser dans un litre d'eau pendant une demi-heure ; sucrez légèrement, et ajoutez le suc de la moitié d'une bonne orange : à prendre par gobelets de tasse toutes les heures.

Pour parer à l'état maladif dont nous nous occupons maintenant, cette dernière tisane suffit souvent ; mais chez quelques personnes, ou elle est mal supportée, ou bien la guérison se fait trop attendre. Qu'on laisse alors ce moyen de côté, et qu'on fasse usage du remède désigné à la fin de cette notice, sous le nom de *potion n°* 1, et dont on prend une cuillère à bouche toutes les deux heures.

A l'aide de cette potion d'une amertume qui n'a rien de repoussant, nous avons toujours vu, au bout de quelques jours, la langue se nettoyer et l'appétit se faire sentir.

La constipation, lorsqu'elle existe, doit être combattue par quelques lavemens d'eau de son ou d'eau de mauve ; quelques lavemens légèrement amidonnés suffiront toujours pour arrêter la diarrhée, si ce dernier état se montrait.

A mesure que l'appétit revient, on fait usage de bouillon de veau, de quelques potages au lait, de bouillon de poule, ou de celui qu'on a préparé avec moitié veau, moitié grosse viande ; on passe ensuite aux œufs, aux viandes blanches ; puis, on rentre prudemment dans son régime habituel.

Deuxième variété. — Ici, l'appétit existe quelquefois encore ; la langue est rouge, la bouche chaude, la soif vive, le creux de l'estomac douloureux, le ventre un peu tendu, la diarrhée très liquide, les coliques plus vives que dans la première variété. Les intestins sont quelquefois au contraire resserrés (constipation), le front est brûlant, la tête un peu lourde, le malade est brisé.

En temps de choléra, ne vous laissez pas abuser par tous ces signes qui ne vous représenteraient qu'un échauffement de l'estomac et des intestins. Bientôt, si vous étiez imprudent, votre peau brûlante deviendrait froide, la diarrhée se montrerait moins douloureuse, mais plus fréquente; une faiblesse plus ou moins prononcée s'emparerait de vos membres; en un mot, tous les signes annonçant chez vous la présence du choléra se manifesteraient. Nous avons eu trop souvent des malheurs à déplorer, par suite d'une fatale négligence, pour ne pas répéter mille fois : Vous pouvez éviter un mal affreux, quelques jours suffiront pour vous guérir, écoutez nos avis.

Traitement. — Garder le lit jusqu'à la disparition complète des signes que nous venons de décrire. Diète complète.

Boissons. — Eau de gomme légèrement sucrée à laquelle vous ajouterez un peu de jus d'orange; lavemens d'eau de graines de lin; un toutes les trois heures, en diminuant le nombre à mesure que le mal s'appaise.

Si le front est très brûlant, appliquez sur cette partie des compresses d'eau fraîche que vous renouvellerez moins souvent, lorsque vous sentirez la chaleur diminuer.

Si le ventre est fort tendu, douloureux, posez dessus une flanelle trempée dans une décoction de mauve. Enfin, n'hésitez pas à poser quelques sangsues au fondement, dont le nombre pourra varier de 10 à 4, à 2, selon qu'on aura à faire à une personne forte ou délicate, ou à un enfant, sangsues qu'on laissera couler pendant une heure ou une heure et demie, selon la manière dont les piqûres saignent.

Sous l'influence de ce traitement si facile à exécuter, bientôt tous les accidens que nous venons de décrire, tombent : une sueur bienfaisante vient rafraîchir vos organes, et en suivant, pour la reprise de vos alimens, les conseils que nous avons donnés plus haut, vous ne tardez pas à recouvrer votre ancienne santé.

Troisième variété. — Celle-ci est la plus dangereuse, parce qu'elle est plus perfide. Négligée, et elle l'est fréquemment, elle conduit presque d'une manière certaine au choléra proprement dit.

Signes. — Pendant quelques jours, on éprouve un léger gonflement du ventre ; les intestins font entendre un bruit plus ou moins prononcé, on a de légères coliques ; puis, on sent le besoin d'aller à la selle ; on rend des matières liquides, jaunâtres, d'une odeur forte ; ces selles amènent, pendant les premiers jours, un soulagement qui plonge le malade dans une fausse sécurité. Cependant, elles se renouvellent, affaiblissent peu à peu le patient, la langue est souvent belle, l'appétit se maintient, malheureusement d'une manière assez prononcée pour permettre à quelques individus les excès les plus extravagans.

Enfin, le mal continuant, les coliques deviennent atroces ; on évacue des matières vertes, rougeâtres, blanchâtres, du sang pur. Les vomissemens se mettent de la partie ; et nous arrivons presque toujours à une attaque de choléra dont la marche alors est des plus graves.

Traitement. — Les derniers mots que nous venons d'écrire nous dispenseront de répéter combien est grande l'importance que nous attachons au traitement de cette troisième variété. Qu'on prenne donc bien au sérieux ce que nous allons dire.

Le repos dans un lit tenu suffisamment chaud, l'usage d'une légère infusion de tilleul, d'eau de riz, l'emploi de lavemens à l'amidon, la diète la plus absolue : voilà par où il faut débuter. Malgré cela, si la diarrhée continue et s'accompagne de fortes coliques, usez de demi-lavemens ainsi composés :

Riz............... deux cueillères à bouche,
Têtes de pavots .... n° 3,
Faites bouillir dans:
Eau............... trois litres,

pendant une demi-heure; passez à travers un linge clair. Un demi-lavement sera donné toutes les deux heures.

On se servira aussi avec un grand avantage de la *potion n°* 2 (voyez la fin de la notice) dont on donnerait une cuillère à café toutes les demi-heures, puis toutes les heures, en éloignant peu à peu les doses à mesure que les coliques et la diarrhée s'éloignent.

Si la peau du ventre est sèche et brûlante, on appliquera sur cette partie un cataplasme de farine de lin ou des flanelles trempées dans de l'eau de mauve ; si, au contraire, cette partie était fraîche ou bien peu chaude et un peu suante, on y poserait un cataplasme fait avec un tiers de farine de lin et deux tiers de poudre de moutarde, qu'on laisserait en place jusqu'au moment où il aurait produit son effet.

La fièvre survenant, la peau devenant sèche et brûlante, la soif vive, on laisserait l'usage des premières boissons pour en venir à une eau de gomme acidulée avec le jus d'orange.

Pour le régime, le mieux se montrant, même règle que pour les premières variétés.

CHAPITRE III.

Attaque de choléra.

Depuis deux mois que nous observons le choléra, et nous n'avons, pour ainsi dire, pas été un seul jour sans le voir, dix-neuf fois sur vingt, il s'est présenté à nous après avoir été annoncé par un des différens états que nous avons décrits ; et, par cela même, il a offert les chances les plus favorables au traitement. Mais que de fois aussi les avertissemens donnés par les médecins n'ont-ils pas été négligés ! Que de malheurs alors n'a-t-on pas eu à déplorer !

Soit donc qu'atteint des accidens dont nous avons donné la description, on ait négligé de les traiter ; soit enfin que ces signes ne se soient pas montrés, le choléra, alors qu'il se déclare, se fait de la manière suivante : Douleurs et chaleur au creux de l'estomac, le malade se plaint souvent d'éprouver dans cette partie un déchirement pénible ; vomissemens de matières blanchâtres, quelquefois verdâtres, se montrant à des distances assez rapprochées. Chaque vomissement amène de nouvelles souffrances et des quantités énormes de matières en question. Le ventre est affaissé et comme empâté : on peut souvent le presser sans amener de douleurs. Les selles deviennent abondantes, fréquentes, et sont presque toujours faites sans coliques ; cependant, ces dernières sont parfois atroces.

La respiration est difficile, l'haleine moins chaude ; les malades abattus répugnent à parler ; la voix commence à subir une altération notable. Ils se plaignent alors de maux de tête, la vue est moins bonne ; ils éprouvent des éblouissemens, des étourdissemens ; les oreilles tintent ; ils ressentent des crampes très douloureuses, surtout au moment des vomissemens, d'abord aux mollets, aux orteils, aux doigts et parfois dans toutes les régions du corps. La figure est altérée, empreinte d'une expression douloureuse; les traits ont quelque chose de tellement particulier qu'une fois qu'on a vu un cholérique, il est impossible de les effacer de sa mémoire; le visage est maigri, ridé; le pourtour des yeux devient bleuâtre, et ces derniers s'enfoncent profondément. La peau, qui perd peu à peu sa chaleur, devient froide, couverte d'une sueur visqueuse; les urines ne sont plus rendues; la langue est collante, à peine chaude, puis froide, la soif souvent très vive.

Sous le rapport moral, chose bizarre, le malade, quoique conservant toutes ses facultés intellectuelles, est d'une insensibilité complète à la vue de ses proches attristés par son état; et pas une larme n'est répandue par un cholérique en ces pénibles circonstances.

A la description que nous venons de faire, on reconnaîtra toujours le choléra. L'erreur est impossible, c'est bien son masque : à lui seul appartient cette physionomie.

Traitement.—Il faut qu'on le sache bien : tout cholérique, présentant les signes que nous avons énumérés plus haut, périra infailliblement s'il n'est pas secouru. Nous allons apporter tous nos soins à bien exposer les moyens qu'on devra mettre en usage en cette grave circonstance. Soyons donc attentifs :

Notre malade, et nous supposons ici une personne de 20 à 50 ans, quelques années de plus ou de moins n'apportent cependant pas de changement dans le traitement, il reste en quelque sorte le même, notre malade, disons-nous, est placé dans une chambre et un lit convenablement chauffés. Trois personnes fermes et de bonne volonté suffiront pour le soigner.

MOYENS A EMPLOYER A L'EXTÉRIEUR.

Premier temps. — Vous prendrez une brosse peu rude, vous verserez dessus une certaine quantité de la liqueur désignée à la fin de ce livre, sous le nom de *liqueur pour frictionner le corps*, et vous promènerez votre brosse, sans trop de force, sur les jambes, les cuisses, le ventre, la poitrine et les bras sans découvrir le malade; continuez ainsi pendant un quart-d'heure.

Deuxième temps. — Pendant qu'on pratique les frictions, vous préparez les cataplasmes irritans composés, comme nous l'avons déjà dit, avec un tiers de farine de lin et deux tiers de farine de moutarde; vous les appliquerez sur les jambes, les cuisses et le ventre; et vous les laisserez en place jusqu'au moment où ils auront produit leur effet; c'est-à-dire que le malade doit les supporter aussi long-temps que possible, sans cependant aller trop loin. Pendant que ces cataplasmes sont posés, vous entourez le corps de moyens propres à entretenir la chaleur, tels que des cruchons d'eau chaude, de briques ou de petits sacs remplis d'un sable suffisamment chauffé : ces objets seront placés à la plante des pieds, aux jambes, aux cuisses, le long du corps jusqu'aux aisselles.

Troisième temps. — Enlevez vos cataplasmes en temps convenable, essuyez les parties mouillées, entourez le malade de flanelle chaude ou de petites couvertures de laine; et remettez de nouveau vos cruchons, vos briques ou sachets de sable. Lavemens toutes les deux heures, si le malade ne va pas fréquemment à la selle; ou un quart-d'heure après chaque selle rendue, vous administrez un lavement d'un demi-litre de la décoction de riz et de têtes de pavots, dont nous avons donné la composition il n'y a qu'un instant.

Potion et Boisson. — La potion désignée sous le

nº 2 sera donnée de quart-d'heure en quart-d'heure, par cueillerée à café, tant que les crampes d'estomac, les vomissemens et la diarrhée persisteront avec force. A mesure que ces signes deviendront moins violens, moins fréquens, vous éloignerez les doses. De toutes les potions que nous avons essayées, celle que nous indiquons ici a été la mieux supportée par les malades.

Pour les boissons, laissez au cholérique le soin de choisir ; son instinct, la manière dont il les supportera devront souvent vous servir de guide. Nous allons cependant indiquer celles que vous devez lui offrir :

1º Infusion légère de feuilles d'oranger, avec addition d'un peu de sucre et de jus d'orange.

2º Même tisane avec addition par pinte d'un demi-verre à liqueur d'eau-de-vie.

3º Eau de riz légère, sucrée	une pinte,
Cognac...............	un demi-verre à liq.
Citron	une tranche.
4º Infusion légère de tilleul sucré..............	une pinte,
Vin..................	un verre à liqueur,
Orange...............	deux tranches.

Quelque soit celle de ces boissons qui sera adoptée par le malade, n'en donnez que de petites quantités à la fois ; étanchez du reste sa soif souvent très vive en lui faisant tenir dans la bouche un morceau de glace, de l'eau froide ou un morceau d'orange. N'augmentez que peu à peu la dose de vos boissons, et cela à mesure que l'estomac les supportera mieux.

Tous ces moyens forment l'ensemble du traitement que nous employons dans notre pratique, et nous avons obtenu d'assez beaux résultats pour ne pas hésiter à les conseiller dans cette petite brochure. Cependant, nous ne devons pas le dissimuler, nous n'avons pas toujours été heureux : parfois, l'affection continue sa marche fatale et nous voyons arriver les signes suivans :

Les battemens de cœur diminuent à chaque instant ; les tempes et les joues se creusent, les yeux s'enfoncent de plus en plus dans leur cavité ; ils sont entourés d'un cercle noirâtre ; la face est froide, bleuâtre ; le corps perd également sa chaleur ; la soif devient très vive ; les vomissemens et les selles sont moins fréquens ; la voix est d'une faiblesse extrême et la respiration très difficile.

En présence d'un pareil état, faut-il abandonner le malade? Faut-il en désespérer entièrement ? Nous mentirions à nos souvenirs, si nous nous taisions ici sur l'immense danger d'une pareille position ; mais est-il vrai d'un autre côté que des guérisons ont eu lieu en pareille circonstance, pour être rares? Ces guérisons n'existent pas moins.

Traitement. — Préparer au plus vite un grand bain, jeter dans ce bain d'une chaleur convenable un kilogramme de farine de moutarde et un demi-kilogramme de sel ordinaire ; mettez-y le malade avec toutes les précautions possibles, sans le laisser plus d'un quart-d'heure ; remettez-le dans son lit, entouré de couvertures de laine chaudes, et dont vous maintiendrez la chaleur au moyen des objets indiqués plus haut ; servez-vous des boissons dont nous avons donné déjà la liste ; et faites prendre de quart-d'heure en quart-d'heure une demi-cuillerée à bouche de bon vin de Bourgogne, ou mieux de Malaga.

Nous devons noter, quoique ceci arrive très rarement, que les signes que nous venons de décrire en dernier lieu, peuvent se présenter brusquement ou sont à peine annoncés par quelques indices, c'est ce qu'on appelle le *choléra foudroyant*. Notre dernier traitement convient également en cette circonstance.

CHAPITRE IV.

Période de réaction.

On appelle ainsi l'état qui se montre lorsque l'attaque du choléra marche vers un mieux : voici les signes qui annoncent que cet état est de bonne nature :

Le pouls qui avait presque disparu se rétablit peu à peu ; le froid des extrémités se dissipe, la respiration devient plus large ; la teinte livide de la peau diminue ; les veines reparaissent ; la face devient plus forte, quelquefois gonflée ; la voix tend à reprendre son timbre ordinaire ; les lèvres retrouvent leur couleur vermeille ; la langue rougit, et le malade demande avec instance des boissons adoucissantes et rafraîchissantes. Le ventre prend un peu plus de volume, les nausées et les vomissemens ont entièrement disparu ; enfin, les selles faites par le malade reprennent leur caractère ordinaire.

Traitement. — Enlevez peu à peu les flanelles et couvertures de laine dont vous aviez entouré le malade ; faites la même chose pour les cruchons d'eau chaude ou les sachets de sable chaud que vous mainteniez autour de lui, et ne laissez que ceux qui sont auprès des mollets et à la plante des pieds. Si la tête est lourde, le front brûlant, mettez quelques compresses d'eau froide sur cette dernière partie. Le ventre est-il tendu, un peu douloureux ? appliquez sur cette région des flanelles trempées dans de l'eau de mauve tiède ; passez de temps en temps un lavement d'eau de graines de lin, et donnez pour boisson une limonade agréable ou une eau de gomme légère, avec un peu de jus d'orange ou édulcorée avec le sirop d'orgeat. Si des sueurs, comme la chose arrive souvent, venaient à se montrer, changez le malade avec du linge chaud et sec.

Les signes que nous venons d'énumérer indiquent un retour certain vers la santé, c'est ce que nous appelons une *réaction franche*.

Mais il en est une autre qui pourrait vous tromper, si vous n'étiez pas sur vos gardes ; disons en quelques mots : dans ce dernier cas, la peau reprend un peu de chaleur, il est vrai, mais elle se couvre d'une sueur gluante ; son élasticité ne reparaît pas ; si vous la pincez, elle conserve le pli que vous y avez fait ; si vous exposez la main du malade à l'air, elle se refroidit de suite ; la figure n'a pas non plus le bon aspect dont nous avons parlé ci-dessus ; les yeux sont cernés ; il y a encore de la diarrhée et des nausées.

Ne vous laissez donc pas imposer par quelques apparences de mieux, et insistez sur le traitement que nous avons donné en parlant du choléra, et cela, jusqu'au moment où vous arriverez à la bonne réaction.

CHAPITRE V.

Choléra des enfans en bas-âge.

Il est absolument le même que celui des personnes plus âgées ; seulement les frictions doivent être faites avec une flanelle douce, imbibée de la liqueur que nous avons ordonnée pour cet usage, et les cataplasmes sinapisés seront composés d'un quart de farine de moutarde et trois quarts de farine de lin. Nous indiquerons plus bas comment on doit composer les potions qui leur sont nécessaires.

Nous ne finirons pas avant de signaler un symptôme très fatigant et quelquefois assez grave qui se montre à la fin du choléra, alors que le malade va déjà mieux. Il consiste dans des efforts violens de vomissemens et même dans des vomissemens qui n'amènent qu'un peu de bile ou de boisson prise ; nous avons chaque fois enlevé ce fâcheux état par ce moyen :

Posez sur le creux de l'estomac un vésicatoire un peu plus grand qu'une pièce de cinq francs. Ce vésicatoire, préparé toujours par le pharmacien, devra être soupoudré avec quinze centigrammes d'acétate de morphine ; on le laisse douze heures en place, puis on l'enlève, on perce les petites vessies qui se sont développées, et on panse avec un peu de linge enduit de cérat.

CHAPITRE VI.

Régime des personnes qui ont eu une attaque de choléra.

Le régime, en cette circonstance, a une importance extrême; le plus petit écart peut être suivi d'une rechute ou d'incommodités plus ou moins tourmentantes. Quoique l'appétit se réveille souvent d'une manière énergique, soyez très sévère touchant la nature et la quantité des alimens.

Nourrissez d'abord le convalescent avec du bouillon de veau, de poulet, de poule ; puis, coupez peu à peu ces liquides avec du bouillon de grosse viande ; ajoutez ensuite de petites quantités de fécule de sagou, de riz, de tapioka. Plus tard permettez l'usage des œufs, du poisson léger, des légumes bien cuits, des compotes sucrées ; arrivez ensuite aux viandes blanches, comme celle de poulet, de veau, etc., et donnez alors pour boisson de table, la bière légère, coupée de bonne eau fraîche, et l'eau de seltz rougi de bon Bordeaux.

Evitez toute fatigue, le froid ; et si la diarrhée tendait à se montrer de nouveau, reprenez quelques lavemens et remettez-vous à la diète tant que cet état durera.

Si l'appétit tardait à se montrer, si la langue était large, pâteuse, peu ou point de soif, prenez quelques cuillerées à café de la potion n° 1.

CHAPITRE VII.

Deux mots de certains états bizarres que nous observons depuis l'invasion du choléra dans nos contrées, et que nous croyons dus à la même influence. Ces états ne nous ont jamais paru bien dangereux ; mais ils terrifient singulièrement ceux qui les éprouvent.

Première variété.—Vous vous couchez bien portant, souvent même vous vous sentez une énergie qui ne vous est pas ordinaire ; le sommeil arrive, mais bientôt des songes affreux, un cauchemar horrible viennent vous assiéger. Vous vous réveillez ; vos intestins sont tourmentés par la présence des gaz et semblent se tordre ; vous éprouvez des tiraillemens pénibles dans les bras, les jambes, le cou, et les vaisseaux de la tête battent avec violence. La peau est chaude ; vous voulez, mais souvent en vain, lutter contre cette pénible position, votre courage vous fait défaut, et le choléra, à la face plombée et aux membres convulsés par d'horribles crampes, vous apparaît sans cesse. Ne vous épouvantez pas cependant ; prenez quelques tasses de thé de feuille d'oranger légèrement sucré, auquel vous ajouterez une tranche de citron. Bientôt, une sueur bienfaisante, accompagnée d'un sommeil réparateur, viendra à votre aide et le fantôme hideux disparaîtra.

Deuxième variété. — Vous êtes plus faible que de coutume ; votre moral est abattu, des idées tristes viennent vous assiéger ; vous vous couchez avec la certitude qu'il vous arrivera quelque chose de fâcheux ; la peur du choléra vous prend, vous avez froid, si vous vous endormez dans cet état, vous ne ferez pas de rêves couleurs de rose, nous vous l'assurons. Faites ici bravement face à l'ennemi ; prenez une tasse ou deux de punch léger, ou un bon verre de vin chaud ; et le lendemain vous serez tout surpris de vous trouver encore vivant, mais la figure un peu défaite.

Troisième variété. — Rarement le jour, mais très souvent la nuit, vous êtes pris brusquement d'une douleur atroce ; elle peut se montrer à la face, à la tête, à la poitrine, dans le côté ; enfin partout où il y des rameaux nerveux ; il semble que les dents d'un boule-dogue vous rongent la chair.

Imbibez au plus vite une flanelle de la liqueur que nous ordonnons pour les frictions, faites vous frotter pendant quelques minutes, laissez la flanelle sur la partie douloureuse, apposez par dessus un tissu de laine chaud et sec. Prenez tous les quarts-d'heure une cuillerée à café de la potion n° 2, et bientôt tout cet orage cessera.

Ici se termine la mission que nous nous sommes imposée ; puisse notre petit écrit faire quelque bien au milieu des circonstances défavorables où nous sommes aujourd'hui ; seulement, nous l'avons dit et nous le répétons encore, nous ne faisons que suppléer à l'absence des médecins ; aussi, ne vous faites pas faute de les appeler chaque fois que la chose est possible.

PETITE PHARMACIE,

ou

Note des Objets dont on doit se munir pour se servir de notre livre.

Pour usage externe.

1o Farine de moutarde........... 2 kilogrammes.
2o Farine de graines de lin........ 1 id.
3o Cruchons de grès, — Sachets de sable — et Flanelle.
4o Têtes de pavots.
5o Amidon en poudre.
6o Feuille de mauves.
7o Graines de lin.
8o Baume pour frictions ainsi composé :

Prenez :	Baume de Fioraventi.........	200	grammes.
—	Alcool de romarin...........	50	—
—	Laudanum de sydenham......	6	—

Agitez bien avant de vous en servir.

Pour usage interne.

1o Feuilles d'oranger.
2o Feuilles de tilleul.
3o Riz.
4o Oranges et citrons.
5o Une bouteille de bon Bourgogne ou de vieux Bordeaux.
6o Une fiole de bonne eau-de-vie.
7o Paquets de rapures de quassia d'un gramme chaque.
8o Alcool parégorique de Londres ; 4 grammes dans une petite bouteille bien bouchée.

Voici la composition des potions prescrites dans notre écrit :

Potion no 1.

Prenez :	Rapures de quassia..........	1	gramme.
—	Ecorces d'orange sèches......	2	—
—	Eau.......................	230	—

Faites bouillir pendant une demi-heure, passez et sucrez légèrement.

Potion n° 2.

PRENEZ : Infusion froide de feuilles d'oranger, légèrement sucrée, 4 verres à liqueur.
— Alcool parégorique de Londres, 25 gouttes.
Pour les personnes de 20 à 60 ans.

Autre :

PRENEZ : Alcool parégorique de Londres, 18 gouttes.
— Infusion froide de feuilles d'oranger, légèrement sucrée, 4 verres à liqueur.
Pour les personnes de 12 à 18 ans.

Autre :

PRENEZ : Alcool parégorique de Londres, 12 gouttes.
— Même quantité d'infusion.
Pour les enfans de 6 à 12 ans.

On mettra seulement 8 gouttes du même alcool pour les enfans de 2 à 5 ans ; et pour les enfans au sein, la quantité de 6 gouttes suffira. On peut, dans ce dernier cas, ajouter une cuillère à café ou deux de lait pour blanchir le mélange.

Nous renvoyons, pour les quantités à prendre, aux différens cas où l'alcool est ordonné.

Nous prions MM. les pharmaciens de préparer l'alcool parégorique de Londres de la manière suivante :

PRENEZ :	Extrait sec d'opium.............	3	grammes.
—	Acide benzoïque...............	3	—
—	Camphre purifié...............	2	—
—	Huile volatile aromatique d'anis..	3	—
—	Alcool à 36 degrés.............	734	—

Faites digérer pendant trois jours et filtrez.

FIN.

Anzin, imprimerie de BOUCHER-MOREAU.

www.ingramcontent.com/pod-product-compliance
Ingram Content Group UK Ltd.
Pitfield, Milton Keynes, MK11 3LW, UK
UKHW022155260726
13993UKWH00005B/2389

9 782329 144153